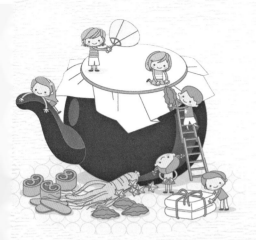

中医药文化启蒙教育系列教材

写给少儿的中医中药故事

主　审　毛春燕

主　编　王凤丽

副主编　王明清　欧阳斌

编　者　（以姓氏笔画为序）

　　　　王允娜　牛彦辉　刘　轩

　　　　杨　频　寇　宁

全国百佳图书出版单位

中国中医药出版社

·北京·

图书在版编目（CIP）数据

写给少儿的中医中药故事 / 王凤丽主编 . —北京：
中国中医药出版社，2022.6 (2024.12重印)
中医药文化启蒙教育系列教材
ISBN 978-7-5132-7575-0

Ⅰ.①写… Ⅱ.①王… Ⅲ.①中国医药学—少儿读物
Ⅳ.① R2-49

中国版本图书馆 CIP 数据核字（2022）第 076903 号

中国中医药出版社出版

北京经济技术开发区科创十三街 31 号院二区 8 号楼
邮政编码　100176
传真　010-64405721
河北盛世彩捷印刷有限公司印刷
各地新华书店经销

开本 710×1000　1/16　印张 5.75　字数 48 千字
2022 年 6 月第 1 版　2024 年 12 月第 2 次印刷
书号　ISBN 978 – 7 – 5132 – 7575 – 0

定价　58.00 元
网址　www.cptcm.com

服 务 热 线　010-64405510
购 书 热 线　010-89535836
维 权 打 假　010-64405753

微信服务号　zgzyycbs
微商城网址　https://kdt.im/LIdUGr
官 方 微 博　http://e.weibo.com/cptcm
天猫旗舰店网址　https://zgzyycbs.tmall.com

如有印装质量问题请与本社出版部联系（010-64405510）

前 言

　　中医药文化是传统文化中不可或缺的组成部分，其在千百年的发展历程中积累了极为丰富的内容，承载着古圣先贤防治疾病的经验和理论知识，并以其实效性和独特性引起当今世界的日益关注。特别是在抗击新冠肺炎疫情过程中，中医药做出了突出贡献，彰显了中医药的智慧和力量，展现了中医药的巨大魅力。国务院印发的《中医药发展战略规划纲要（2016—2030年）》明确提出要"推动中医药进校园、进社区、进乡村、进家庭，将中医药基础知识纳入中小学传统文化、生理卫生课程"。《关于促进中医药传承创新发展的意见》要求"实施中医药文化传播行动，把中医药文化贯穿国民教育始终，中小学进一步丰富中医药文化教育"。为此，我们编写了《中医药文化启蒙教育系列教材》，向少年儿童集中展现中医药悠久的历史、科学的理论、独特的治病方法和良好的治疗效果，将趣味性和知识性融于一体，潜移默化中帮助少年儿童了解中医药、认识中医药，以增强其文化自觉和文化自信。

　　本书由伏羲文化、神农文化、岐伯文化、皇甫谧文化、汉代医简、敦煌医学等6个模块及穿插于其中的5个中药传说故事模块组成，两类内容交错排布，以使阅读不单调乏味。在每个模块中，依据少年儿童的认知特点，以故事为引领，通过通俗易懂的中医药故事使少年儿童了解中医药、走近中医药；通过展示中药的原植物图、原药材图、中药饮片图和相关小贴士，使少年儿童对中药材的地域分布、原植物、原药材和中药饮片有一个全面的认识；针对相关中药设计了中药歌诀、谚语和谜语。从而使少年儿童读故事、看药材、背歌诀、猜谜语、学知识。

本书主题简洁明确，插图精致优美，内容深入浅出，趣味性强，寓教于乐，是专为小学生量身打造的精美生动的科普读物，适用于小学 3～5 年级学生课外阅读或第二课堂兴趣班教学使用。

在编写过程中，编者查阅了大量的文献资料，并多方征求小学教师及中医药专家的意见，几易其稿，逐步地完善了相关内容及形式。

为了探索"中医药文化启蒙教育综合实践活动"的配套教材，我们在编写思路、内容和形式上进行了改革与创新。由于我们的学识及编写水平有限，其中仍然会有疏漏之处，敬请各位专家、同行及读者予以批评指正。

王凤丽

2022 年 2 月

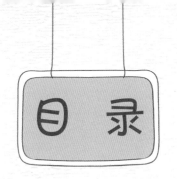

目 录

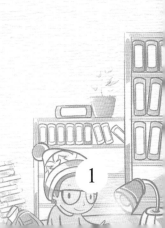

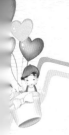
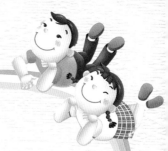

伏　羲
xī

相传，伏羲的母亲名叫华胥氏，是一个非
常美丽的女子。有一天，她去雷泽郊游，在游
玩途中发现了一个大大的脚印。出于好奇，她
将自己的脚踏在大脚印上，当下就觉得有种被
蛇缠身的感觉，于是就有了身孕。而令人奇怪
的是，这一怀孕就怀了十二年。后来就生下了
一个人首蛇身的孩子，这就是伏羲。当地的人
为了纪念伏羲的诞生，特将地名改为成纪，因
为在古代，人们把十二年作为一纪。有的史学
家认为，古成纪就在今天的
甘肃省天水市境内。《汉书》
中说道："成纪属汉阳郡，汉
阳郡即天水郡也。古帝羲氏
所生之地。"所以，天水历来
被称为"羲皇故里"。

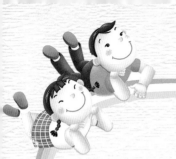
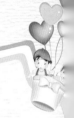

伏羲画八卦

相传八卦是伏羲画的。在人类的蒙昧时代，生活艰难困苦，就在这时渭水上游的氏族部落诞生了一位伟大人物——伏羲。他领导部族辛勤劳作，却依旧食不果腹，饥寒交迫。他十分茫然，不知所措，在闲暇之余，时常盘坐卦台巅，仰观日月星辰的变化，俯察山川风物的法则，不断地反省自己，追年逐月，风雨无阻。也许是他的真诚感动了天地。有一天，他眼前出现了一派美妙的幻境，一声炸响之后，渭河对岸的龙马山豁然中开，但见龙马振翼飞出，悠悠然顺河而下，直落河心分心石上，通体卦分明，闪闪发光。这时分心石亦幻化成为立体太极，阴阳缠绕，光辉四射。此情此景骤然震撼了伏羲的心，太极图深切映入他的意识之中，他顿时目光如炬，彻底洞穿了天人合一的密码；原来天地竟是如此地简单明了——唯阴阳而已。因此，他便将神圣的思想化作最为简单的符号，以"–"表示阳，以"--"表示阴，按四面八方排列而成了八卦。

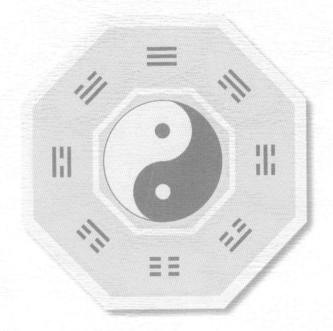

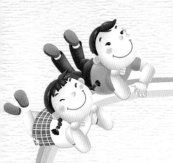
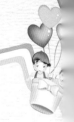

伏羲制九针

　　伏羲有十大功绩，其中的一大功劳就是制造了九针，被称为"针灸鼻祖"，当时的九针主要用砭(biān)石磨制而成，九针主要指：镵针、圆针、鍉(dī)针、锋针、铍(pī)针、圆利针、毫针、长针、大针。传说中，伏羲用九针为百姓针灸治病，根据病情不同，发病程度不一，分别采用不同的针型为百姓治疗，均"不药而愈"。伏羲还用九针为自己针灸(jì)治疗，从而避免了疾病的侵扰(rǎo)，留下了活到一百九十六岁而寿终正寝(qǐn)的传世佳话。

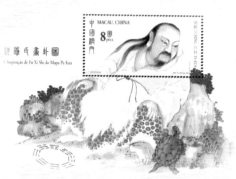

澳门发行的伏羲氏画挂图小型张邮票

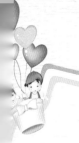
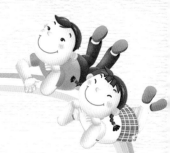

神 农

相传许多年以前，在烈山的一个石洞里，出生了一个头上长有两只角的小男孩。这个孩子虽然相貌(xiàngmào)奇特，却十分聪明伶俐(líng lì)。

那是女娲补天之后，堵住了滔天的洪水，使大地又恢复了生机，花草树木随意生长，到处是欢乐的人群。人们在一起打猎、捕鱼、采果子，过着和睦友好的群居生活。可是时间长了，树林里能被捕猎到的动物越来越少了，渐渐不够吃了，人们开始饿肚子了。特别是寒冬到来之后，天上飘着鹅毛大雪，人们挤在山洞里，边烤火边分吃着少量的食物。饥饿和寒冷严重地威胁(xié)着人们。好不容易才熬到了春天，冰雪融(róng)化了，大地回暖了，人们纷纷奔(bēn)出山洞，各自寻找野果充饥。

这个孩子在仔细寻找野果时，意外地发现

许多草籽长出了幼根嫩^{nèn}芽。于是，他就将人们扔在山洞里的瓜子、果核收集起来，种到地里。不久，这些瓜子和果核也都发芽了，长出了茂盛的枝叶，结出了又大又甜的瓜果。

有一天，天上飞来了一只嘴衔^{xián}一串草籽^{zǐ}的大红鸟，当鸟儿看见小男孩便将草籽掉落在他面前。他拾起来，鸟儿围住他飞了三圈，又唧^{jī}唧啾^{jiū}啾地叫了一阵飞走了。小男孩便把草籽埋在土里，没想到草籽居然也发芽了。到了秋天，一大片禾苗成熟了。人们收获了粮食，感觉非常高兴。从此大家就叫头上长角的小男孩为神农。人们在神农的带领下都学会了种植五谷，大家再也不会饿肚子了，过着丰衣足食的生活。

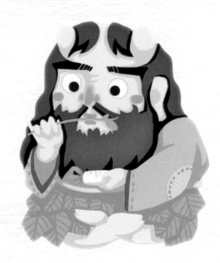

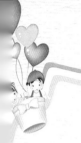
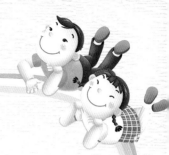

神农尝百草

相传神农了解到由于气候忽冷忽热，导致人们生病了，一些年老体弱的人相继死去，他心里非常难过，一直在想办法救治生病的人们。一天傍晚，两位老人吃完饭，觉得肚子又胀又疼，很是难受。神农看见后，就想起自己有一次也是肚子胀和疼，无意中吃了几个酸红果子就好了。于是，他连夜上山，采了不少酸红果子。神农把果子拿给两位老人吃，一会儿，两位老人的肚子果然不胀了，也不疼了。这种酸红果子就是山楂果。神农得到了启发：树叶、花草和果子也许能治病。所以，他决心尝遍百草，寻找能够治病的药材。

第二天黎明，神农背着大筐，带着他的同伴到密林深处寻找药材。他每到一处都仔细地观察每一种植物的根、茎、叶、花和果。他细心尝着草木各部位的味道，闻着它们的气味。就这样四处奔波寻找药材。当太阳第四十九次从东方升起时，他们来到了一个地方，这里沟壑(hè)纵横，层峦(luán)叠嶂(dié zhàng)，云雾缭(liáo)绕，香气馥(fù)郁(yù)。神农来到一个悬崖(xuán yá)下边，见几只猴子顺着悬崖的古藤(téng)和横倒在悬崖间的树木爬过来爬过去。他马上灵机一动，让同伴们砍(kǎn)木杆、割(gē)藤条，靠着山崖搭架子。一天搭上一层，整整一年，搭了三百六十多层，才搭到山顶。到了山顶，他尝尽百草，并记录下来哪些是苦的，哪些是甜的，哪些是热性的，哪些是凉性的，哪些有毒，哪些无毒。他先后记录了三百六十五种草药，能治一百多种疾病，这就是流传后世的《神农本草经》。

有一次，神农刚把一棵草放在嘴里嚼(jiáo)了嚼，立刻觉得天旋地转，一头栽倒在地。同伴们吓坏了，慌忙将他扶起，可是神农已经中毒了，虚弱得说不出话来，只能用尽最后的力气指了指远处一棵红色的灵芝草。同伴急忙采来灵芝送进他的嘴里，慢慢解了毒，神农才死里逃生。相传，神农在尝药时，常常遇到这样的有毒药草，一天要中毒好几次，甚至一天连续中毒七十次，故有"一日而遇七十毒"之说。功夫不负有心人，神农将采摘来的不同草药，分给不同的病人吃下。没过多久，他们的病就好了，用草药治病终于成功了。后来，神农又发现新鲜的草药很容易霉烂，不能久藏，他就让人们把一时不用的草药晒干后贮藏起来，这样一年四季都可以用草药来治病。

有一天，神农来到了一处茂密的山林，他看见在那高高的悬崖峭壁上长着一棵从未见

过的、开着一朵朵小黄花的藤蔓，那叶子还
会一张一缩，他奇怪极了，就想尽办法采摘到
了小黄花和叶子。当他把采摘来的叶子放在
嘴里咀嚼着，立即感到头昏眼花，肚子剧痛。
他不知这是一种有剧烈毒性的药草，叫断肠
草。神农就这样中毒而亡。人们为失去神农而
悲痛。

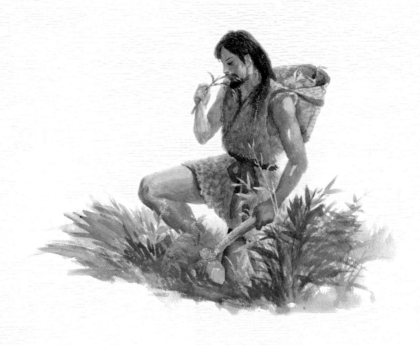

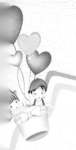
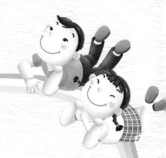

神农与茶叶

相传有一天，神农在采集奇花异草时，尝到一种草叶，使他口干舌麻，头晕目眩（yūn xuàn）。于是他放下草药袋，背靠一棵大树斜躺休息。一阵风吹过，他似乎闻到有一种清爽（shuǎng）香气，但不知这清香从何而来，抬头一看，只见前面一片矮绿树丛中长着许多可爱的小嫩叶，这叶子绿油油的。他十分好奇，便信手采了几片嫩叶，刚放进嘴里，就滑到肚子里去了。那片小嫩叶在神农的肚子里漂来漂去，把他的胃肠都擦洗得清清爽爽，使他精神振奋，而且头晕目眩减轻，口干舌麻渐消。他好生奇怪，于是又摘了几片叶子细看，其叶形、叶脉、叶缘均与一般树叶不同，于是断定这小嫩叶既解渴，又能解毒，他把这小嫩叶叫"查"（查巡（xún）的意思）。后世人读白话了，叫成了"茶"。神农尝百草，经常会中毒，多亏了"查"为他解毒。后人将这种树定名为"茶树"，树上的小嫩叶叫"茶叶"。茶树被人们引种，采摘的茶叶被人们用作药材，当作菜食或泡水当饮料。

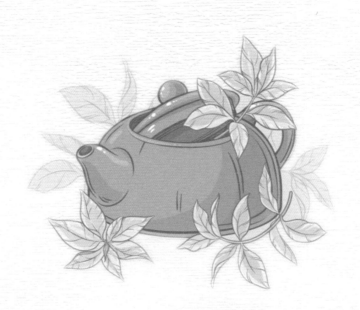

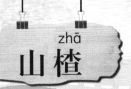

山楂 zhā

　　相传唐玄宗的宠妃 chǒng fēi 杨玉环生病了，肚子一会儿胀一会儿疼，不思饮食，唐玄宗为此坐卧不安。御医 yù 用了很多名贵药材，可贵妃娘娘的病不但没有好转，反而加重了。

　　深秋，一道士化缘路过皇宫，自荐 yuán 能为贵妃娘娘治病。唐玄宗应允 yīng yǔn。道士牵线把脉，看了舌苔，问了饮食情况，心中有数后便挥毫写出"棠球子十枚，红糖一勺，熬汁饭前服用，每日三次"，然后扬长而去。唐玄宗将信将疑，谁知用药半月后，贵妃的病果真痊愈。

　　棠球子，就是今日所说的山楂。其味甘酸，性微温，有消食积、散瘀血 yū、驱绦虫 qū tāo、降脂活血之功效。主治肉食积滞 zhì、痢疾 lì、腰痛、疝气 shàn、肠风。贵妃娘娘本无大病，只是脾胃柔弱，饮食不慎，积食所致，御医所用名贵药材多为滋补品，没能治病反而加重了。道士对症下药，用了山楂，药到病除。

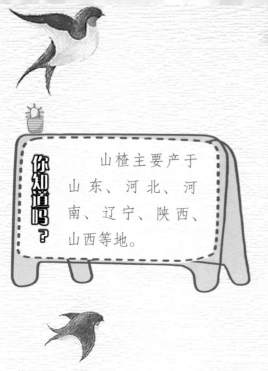

山楂主要产于山东、河北、河南、辽宁、陕西、山西等地。

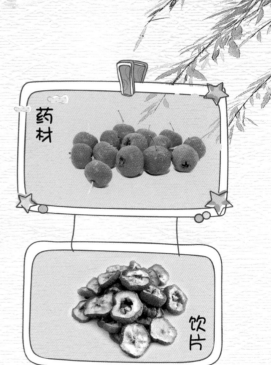

药材

饮片

【歌诀】

　　山楂味甘，磨消肉食，疗疝催疮，消膨健胃。

【谚语】

　　肉积山楂，饭积麦芽。冰糖下痰，山楂消食。

【谜语】

　　小红果，酸溜溜，裹上糖衣，甜悠悠；

　　小朋友，最爱吃，健胃消食，乐呵呵。

（打一中药名）

灵芝

相传峨(é)眉山有个破庙里住着母女二人，母亲常年患(huàn)病，姑娘名叫灵芝，为维持生活，她天天到山上采蘑菇(mó gu)，再到县城去卖。有一天她在深林的枯树下，发现了三个异样的"蘑菇"，形状像把小伞，盖有碗口大，把有半尺长，颜色红紫发亮。她去城里卖蘑菇时也顺便把那三个"蘑菇"带去，但没有人买它。直至有年冬天，她卖完蘑菇准备回家时，有个青年跑来说他父亲病了好多年，病危中忽然想起吃蘑菇，不料姑娘已将蘑菇卖完了，就只剩下那三个异样的"蘑菇"，青年便买了急忙赶回家。后来昏迷的老人喝了"蘑菇"汤，第二天居然醒过来了，一连喝了三天，竟然奇迹出现，病情好转了，而且还能到街上散步了。后人就用采蘑菇姑娘的名字来定名这异样的"蘑菇"，称其为"灵芝草"。

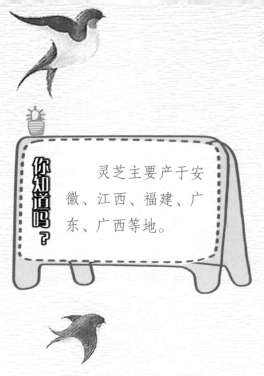

灵芝主要产于安徽、江西、福建、广东、广西等地。

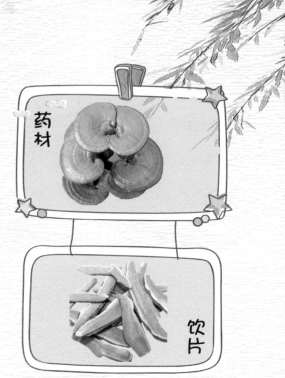

药材

饮片

【歌诀】

灵芝甘平，补气止咳，扶正固本，滋补强壮。

【谚语】

若要睡得好，常服灵芝草。

【谜语】

横山点点印人迹，曲径幽幽露草痕。

传说起死能回生，天地造化最钟灵。

（打一中药名）

天麻

　　很久以前，在一个村子里突然流行起一种奇怪的疾病：发作时头痛欲裂（tòng yù liè），四肢抽搐（chù），半身瘫痪（tān huàn）。村里的乡亲到处求医吃药，但都不见效。

　　村里有个小伙子叫天生，他听说滴翠峡（dī cuì xiá）有个神医能治这种病，就日夜兼程（jiān chéng），向滴翠峡进发。

　　天生历尽千辛万苦，终于（zhōng yú）见到了神医。没想到刚见到神医，天生就感到头晕目眩（yūn xuàn），一头栽到地上，四肢抽搐，什么也不知道了。天生醒来时，发现自己躺在一间茅（máo）屋中，头也不痛了，四肢也不再抽搐了。正在这时，从屋外走进来一位老人，手中端（duān）着一碗（wǎn）药，让天生喝下。天生一看，正是神医。神医告诉天生，他生的病和村里百姓的病一样，要靠一种药材医治。药材已准备好，就放在桌子上，让天生带回村子。天生急忙把药材放进口袋里，急急忙忙背回村里。天生把药材熬了一大锅，让生病的乡亲们喝下，乡亲们的病就逐渐好了。

为了纪念神医送的药材，乡亲们都说这是天赐之物，又专治头晕目眩，半身麻痹瘫痪，就把这种药材叫作"天麻"了。

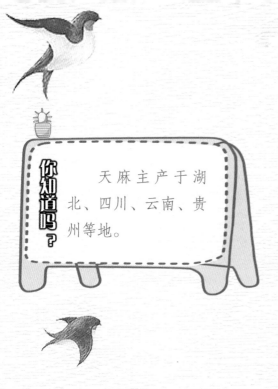

你知道吗？

天麻主产于湖北、四川、云南、贵州等地。

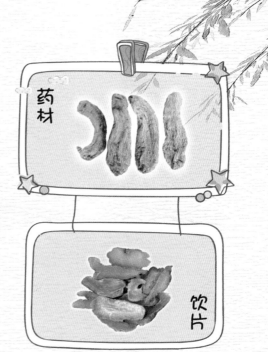

药材

饮片

【歌诀】

　　天麻味辛，能驱头眩，小儿惊痫，拘挛瘫痪。

【谚语】

　　经常头痛，天麻有用。

【谜语】

　　繁星点点。

（打一中药名）

杜仲 dù zhòng

　　古时候，在洞庭(tíng)湖畔(pàn)有一位叫杜仲的大夫，一天他进山采药，偶尔(ǒu ěr)看见一棵树的树皮里有像"筋(jīn)"一样的多条白丝"筋骨"。他想人若(ruò)吃了这"筋骨"，会像树一样筋骨强健(jiàn)吗？于是，他下决(jué)心尝试(cháng shì)。几天后，不仅无不良反应，反而自觉精神抖擞(dǒu sǒu)，腰腿也轻松了。他又服用一段时间后，奇迹(jì)出现了，不仅身轻体健，而且头发乌黑。他就继续上山寻找这种树皮，让更多的人知道这种植物的药用价值。有一次，杜仲在山坡上发现了很多这种植物，便拼命采摘，但由于他累(lèi)得筋疲(pí)力尽，不慎(shèn)掉入洞庭湖内。后来，人们在湖内发现他的尸体时，怀中还紧紧抱着采摘的树皮。湖边的纤(qiàn)夫们吃了这些树皮后，他们的腰腿痛都好了。人们为了纪念杜仲的这种忘我的牺牲行为，便把这种树皮叫作"杜仲"。

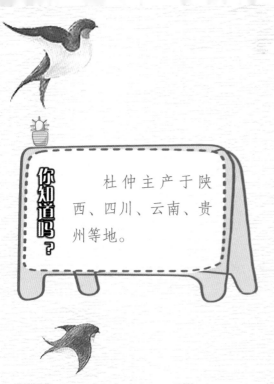

你知道吗？

杜仲主产于陕西、四川、云南、贵州等地。

药材

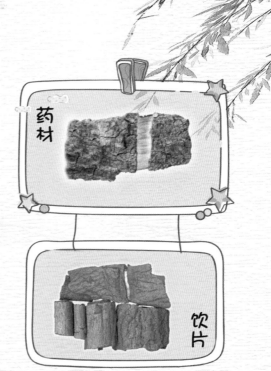

饮片

【歌诀】

　　杜仲甘温，腰痛脚弱，阳痿尿频，安胎良药。

【谚语】

　　吃杜仲治腰痛，吃川芎治头痛。

【谜语】

　　不生第二胎。

（打一中药名）

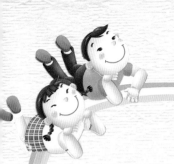
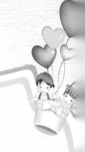

黄　帝

相传在黄帝时期，有一次，黄帝带领一支队伍进山狩猎，一只老虎突然向他们猛扑过来，黄帝急忙拉弓向老虎射了一箭，受伤的老虎逃走了。几天后，有人发现它在一片树林里专门寻找一种长叶草吃，而且边吃边用舌头舔被箭射中的伤口。黄帝听到这个情况，立刻命人把老虎吃的这种长叶草采集回来，专门给部落里受伤流血的人吃。黄帝从这些事上受到很大启发，知道自然界有很多东西都可以用来治疗疾病。于是他命岐伯、雷公二人，对自然界的飞禽走兽，草木花卉等，都详细地加以观察和记录，进行研究和试验，不断探寻生命的本质、生命的本原，探寻人与自然的关系、人体的生理病理及疾病的诊断防治，既研究怎样治病，但更重要的是研究怎样不得病，怎样养生、防病，怎样能够健康、长寿，并将这些研究和试验的成果正式整理出来。后世人为了不忘黄帝的功德，综合了黄帝时期名医的医术，定名为《黄帝内经》。

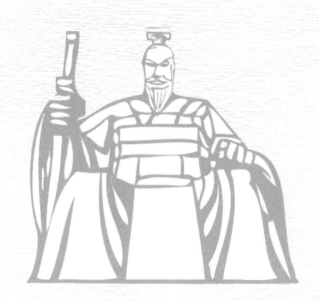

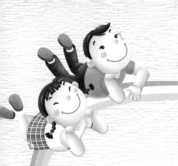
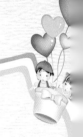

岐　伯

岐伯，是我国远古时代最著名的医生，现甘肃省庆阳市人。岐伯从小就善于思考，怀有远大的志向，喜欢观察日月星辰、风雨寒暑、山川草木等自然界的事物和现象，并且多才多艺，才智过人。岐伯看见许多百姓死于疾病，便立志学医，四处寻访良师益友，很快就成了名震一时的医生。

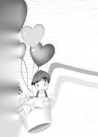
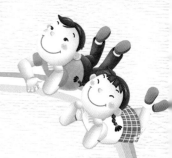

岐黄论治未病

　　《黄帝内经》上记载，一天黄帝问岐伯："为什么说好的医生在人还没有生病的时候就要去预防呢？"岐伯回答说："我想先问您一个问题，一个人是应该事先挖好一口井，还是应该等到已经非常渴的时候，立刻掘(jué)井呢？"黄帝回答说："当然应该是事先准备好。"岐伯又问："那么我们是应该事先准备好武器呢？还是到敌人侵犯时再开始铸(zhù)剑？"黄帝说："当然应该事先准备好，否则岂(qǐ)不就晚了？"岐伯说："这就是为什么一个好的医生会重视预防疾病，而不会等疾病已经发生了才想着去治疗。哪有乱象已经形成，才去治理的道理呀？"

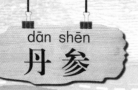

丹参
dān shēn

　　很久以前，有一个人叫阿明。阿明有一身好水性。有一年，阿明的母亲患了病，请了很多大夫都未治愈。有人说有一个岛上生长着一种开紫蓝色花、根呈红色的药草，这种药草的根能治他母亲的病，但是那里很危险。阿明听后说："我不怕。"他凭着高超的水性，来到了岛上，顺利采到了这种药草。返回后，阿明每天给母亲吃药，母亲的病很快就好了。村里人对阿明冒死采药为母治病的事非常敬佩，都说这种药草凝结了阿明的一片丹心，便给这药草取名"丹心"。后来在流传过程中，就变成"丹参"了。

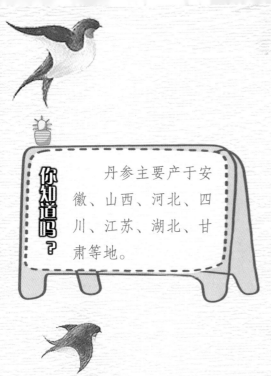

丹参主要产于安徽、山西、河北、四川、江苏、湖北、甘肃等地。

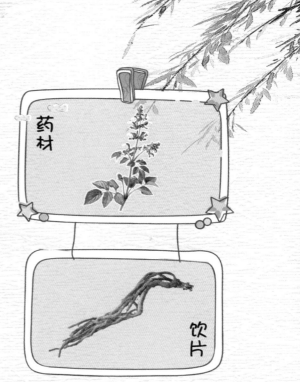

药材

饮片

【歌诀】

　　丹参味苦，痛肿疮疥，生新去恶，祛陈带崩。

【谚语】

　　一味丹参药，功同四物汤。

【谜语】

　　鳏 寡孤独。
　　guān guǎ

（打一中药名）

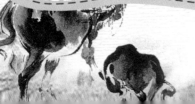

柴 胡

　　很久以前的一年秋天，替一家财主做长工的胡大得了瘟疫（wēn yì）。财主将胡大赶出了门。胡大迷迷糊糊来到一个池塘边，倒在杂草里，失去了知觉。不久，胡大被凉风吹醒，可身子不能动弹（tan）。他挖了些草根吃，慢慢地他又好起来了。不久，村里的瘟疫蔓（màn）延开了，患瘟疫的人也都去吃那种草，果然大家都好了。一个老秀才说："那东西原来只当柴草烧，既然是胡大第一个发现它能治病，那就叫它柴胡吧！"因此，人们便把这种有抗瘟疫作用的中草药称为"柴胡"。

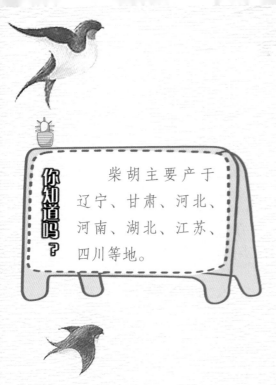

你知道吗？

　　柴胡主要产于辽宁、甘肃、河北、河南、湖北、江苏、四川等地。

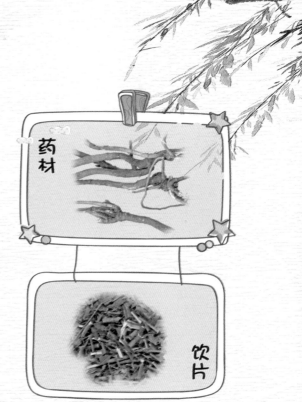

药材

饮片

【歌诀】

　　柴胡味苦，能泻肝火，寒热往来，疟疾均可。

【谚语】

　　避暑最宜深竹院，伤风应用小柴胡。

【谜语】

　　此湖已涸，木船沉底。

（打一中药名）

板蓝根

　　东海和南海俩（liǎ）龙王看见人间瘟疫流行，于是到药王菩萨那里取了药种子，遍地撒播，又教人们细心培育药苗。不久，药苗发育茁（zhuó）壮，他们又教人们用这种药苗的根煎水给病人服用，病人一个个迅速康复。于是，人们都把他们奉若神灵，待若上宾。俩龙王深受感动，决定永留人间，专心防治瘟疫，他们便携（xié）手没（mò）入海边的神药丛里，变成了两种特别苗壮的药苗。人们知道这药苗是俩龙王变的，便把它叫作"龙根"。后世医家们著书时把它改称为"板蓝根"。

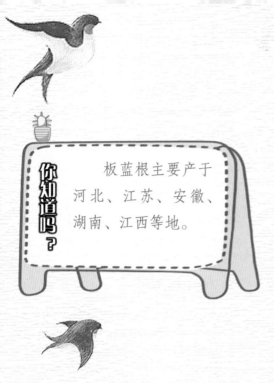

你知道吗?

板蓝根主要产于河北、江苏、安徽、湖南、江西等地。

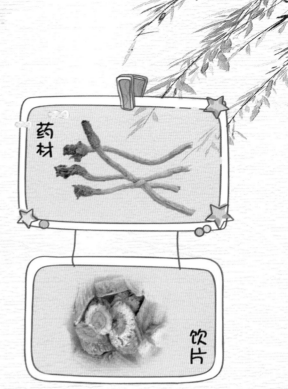

药材

饮片

【歌诀】

板蓝根寒，清热解毒，凉血利咽，大头瘟毒。

【谚语】

板蓝根，解热毒，黄疸痢疾不用愁。

【谜语】

扳倒懒惰的思想根源。

（打一中药名）

地黄

　　有一个郎中医术很高明，一次外出给人看病。路上他见到一人，只见这人的鼻血就像屋檐水似的不断滴着。他马上按平日所记的几个止衄血（nǜ）的方子，配药治疗，但血势很猛，吹入鼻中的药末都被血冲出来了。他想：治血病没有药能超过生地黄的了，于是当机立断，即刻四处去寻找生地黄，得到十余斤。来不及取汁，就让病人生吃，渐渐吃到三四斤，又用生地黄渣（zhā sāi）塞鼻，过了一会儿，血就止住了。

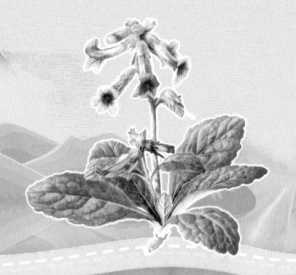

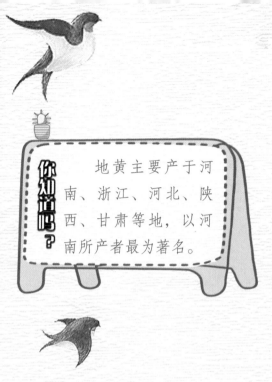

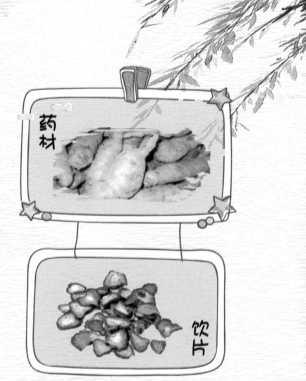

药材

饮片

【歌诀】

生地甘寒，能消血热，骨蒸烦劳，服之可平。

【谚语】

生地黄，熟地黄，甘草乃是药中王。

【谜语】

金田遍地。

（打一中药名）

益母草

夏商时，有一贫妇李氏，在生孩子时留下瘀(yū)血腹痛之症，她的儿子都长成大人了，可她的病始终没有治好，家里又穷，没钱买药，所以身体越来越虚弱。一天，大儿子听说附近住着一位采药人，便找采药人问询治疗这种病的药，采药人对于他的孝心非常感动，便给了他一种叶子呈手掌状，开着淡红色花和淡紫色花的草，让他回家给母亲煎(jiān)汤喝。七天后，母亲不像以前那么腹痛了，再喝七天后，瘀血也不见了。后来，李氏的大儿子就用这种草药给很多妇女治好了病，人们给这种草起了个名字叫"益母草"。

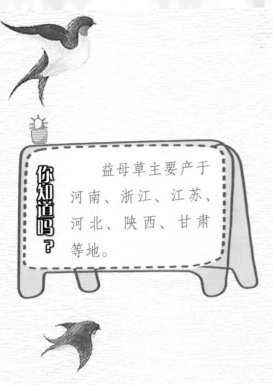

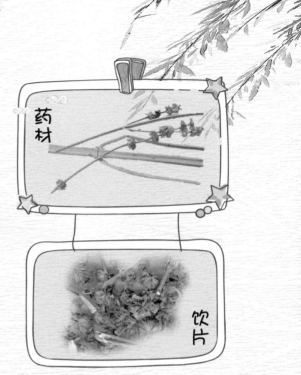

药材

饮片

【歌诀】

益母辛苦，女科为主，产后胎前，生新祛瘀。

【谚语】

家有益母草，孩子满院跑。

【谜语】

一封书慰慈母心。

（打一中药名）

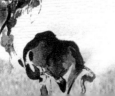

远志

　　相传古时候，有一个十分孝顺的小伙子叫远志。他的母亲患心病多年未能治愈。远志非常心疼母亲，决心亲自上山，寻找能治心病的药。他历尽艰辛，却始终找不到这种药。突然山头上走来一位背着石头的姑娘，说是这山上的草药治好了她父亲的心病，所以不忘山恩，来此立碑（bēi）。远志闻听，喜出望外，依照姑娘指点，采到了治疗母亲心病的药。

后来，人们被小伙子孝敬
老人的精神所感动，
就把这种草药称
作"远志"了。
远志是一种能宁
心安神、祛痰（qū tán）开
窍（qiào）的中草药。

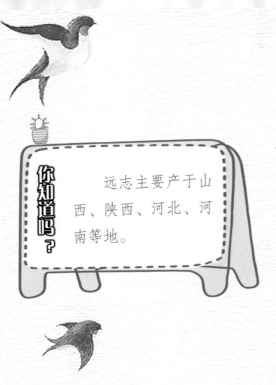

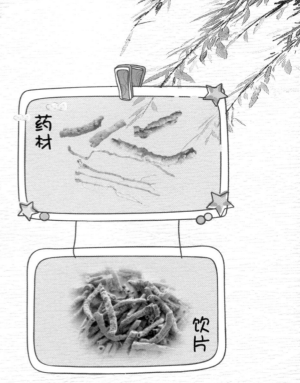

药材

饮片

你知道吗？

远志主要产于山西、陕西、河北、河南等地。

【歌诀】

远志气温，能驱惊悸，安神镇心，令人多记。

【谚语】

抽心远志，剥皮桔梗。

【谜语】

愚公移山，志在天边。

（打一中药名）

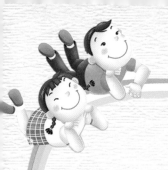
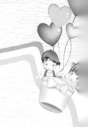

武威汉简

1972 年在甘肃省武威旱滩坡汉墓出土
的简牍，统称武威汉简，包括《仪礼》简、
王杖诏令简和医药简牍等。医药简牍共计木
简七十八枚，出土木牍共十四枚。简牍内容涉
及临床医学、药物学、针灸学等。临床医学方
面，涉及内科、外科、妇科、五官科等；药物
学方面，列举了一百多种植物、矿物药，并且
详尽地记载了这些药物的制作、剂型及用药方
法等；针灸学方面记载了三里、肺俞、水泉等
穴位及用针方法、禁
忌等。这些医药简牍
是研究中国古代医
学，特别是汉代医药
学的重要资料。

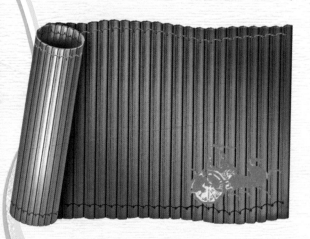

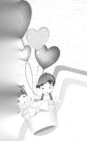
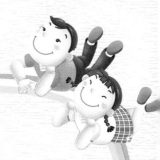

武　威

　　武威位于甘肃省中部，河西走廊的东端。武威古称凉州，是古代中原与西域经济、文化交流的重镇，是"丝绸之路"的要隘，一度成为北方的佛教中心。雷台汉墓属全国重点文物保护单位，因出土了文物珍宝——中国旅游标志铜奔马而著名。

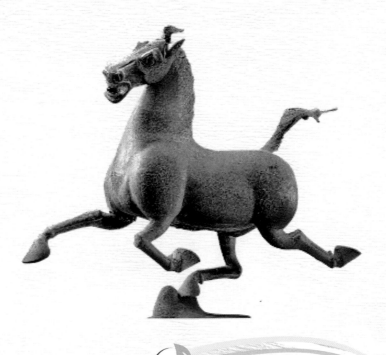

当归 dāng

　　传说在一座山里长着许多贵重药材，但没有人敢去挖，因为山里有很多毒蛇猛兽。有个小伙子胆子很大，要进山去采药。临走时，他对他妻子说："你等我三年，如果三年后我还没有回来，你就改嫁吧！"三年后，小伙子采药回来，但是他的妻子已经改嫁了。后来，两个人见了面，妻子说："这三年我天天盼你回来，三年当归你不归，如今我已嫁人，心里真后悔呀！"小伙子说："我这趟进山，挖了很多贵重药材，你把这些药材拿去卖钱吧！"妻子很难过，她本来有病，心想胡乱吃些药，中毒死了算啦！于是，她抓了几棵不认识的药草根子，就吃了。谁知她不但没中毒，过了些日子，她原来的病竟然也好了。人们记住了这种药草，给它取名叫"当归"。

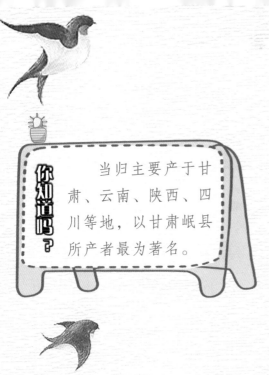

当归主要产于甘肃、云南、陕西、四川等地，以甘肃岷县所产者最为著名。

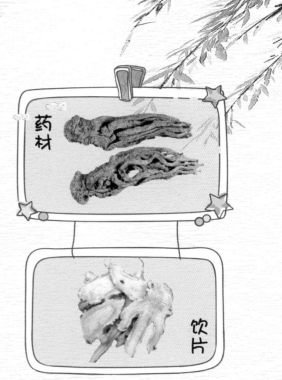

药材

饮片

【歌诀】

　　当归甘温，生血补心，扶虚益损，逐瘀生新。

【谚语】

　　中华当归甲天下，岷县当归甲中华。

【谜语】

　　台湾同胞盼统一。

（打一中药名）

黄芪 (qí)

　　相传古时有一位善良的老中医，擅长针灸 (shàn) 术，为人厚道，待人谦和，一生乐于救助他人，后来因为救一个坠崖 (zhuì) 的小孩死了。老人比较瘦，面色淡黄，人们称他为"黄耆" (qí) 以示尊敬，意为面黄肌瘦的老者。老人去世后，在他的墓旁生长出一种草药，人们为纪念他，就把这种草药起名为"黄芪"。古人写作"黄耆"，而李时珍在《本草纲目》中则是这样来解释它的名字："耆，长也，黄耆色黄。"

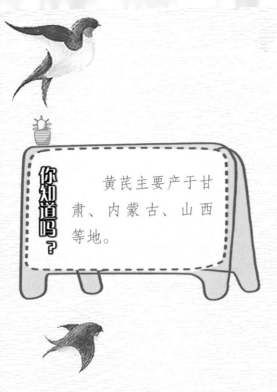

你知道吗？ 黄芪主要产于甘肃、内蒙古、山西等地。

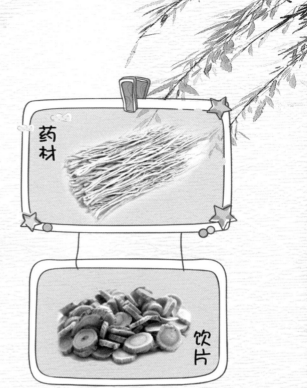

药材

饮片

【歌诀】

黄芪性温，收汗固表，托疮生肌，气虚莫少。

【谚语】

黄芪知母随时采，惟有春秋质量高。

【谜语】

八旗子弟第一等。

（打一中药名）

党参

　　传说吕洞宾和铁拐李二位神仙来到太行山云游，当他们走到山西省平顺县地界时，忽然看见了一头山猪，在山坡上的土里乱拱（gǒng），二仙见山猪拱过的地方，黑土疏松，油光发亮，土里长着一种似豆秧的东西。铁拐李把它放在口中，边嚼（jiáo）边跟着吕洞宾赶路。走过了一程，吕洞宾气喘吁吁（chuǎn xū），回头再看铁拐李，却神情如常，紧紧跟随。途中他们遇见一樵（qiáo）夫，樵夫说，这是一种神草。传说古时上党郡（jùn）有户人家，隐约听到人的呼叫声，出门随声寻觅（mì），终于发现一株形体和人一样的不平常的植物，因出在上党郡，所以叫"党参"。

44

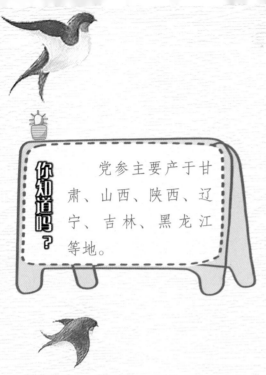

你知道吗？
党参主要产于甘肃、山西、陕西、辽宁、吉林、黑龙江等地。

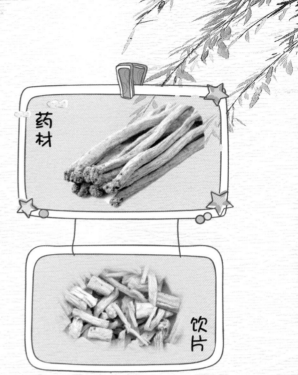

药材

饮片

【歌诀】

党参甘平，补中益气，止渴生津，邪实者忌。

【谚语】

千斤参，万斤参，不如黄松背的一棵五花芯。

【谜语】

共和国大民生。

（打一中药名）

大黄

　　从前有个姓黄的郎中，经常用黄连、黄芪、黄精、黄芩、黄根这五种药材为人治病，被称为"五黄先生"。郎中有一个好朋友叫马峻，他们终日相伴。有一年夏天，一位孕妇因泻肚子来求医。马峻把治泻的黄连错给成了黄根，孕妇服后大泻不止，差点丢命，胎儿也死了。县官把马峻抓起来，要给他治罪。郎中恳求县官判自己的罪，说马峻是跟他学的医，而马峻自愿领罪受罚。县官对两人的情谊十分敬佩，想了想这五黄先生素有声名，就罚两人给孕妇家赔了些银子，把他们放了。县官说："你那五黄药的'黄根'，应该改个名儿。"郎中回家便把黄根改叫"大黄"，以利区别。"大黄"这名字于是就传开了。

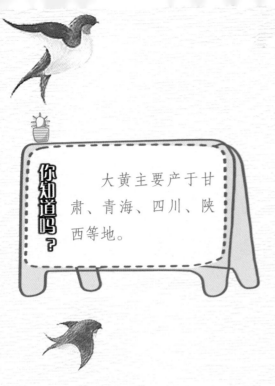

大黄主要产于甘肃、青海、四川、陕西等地。

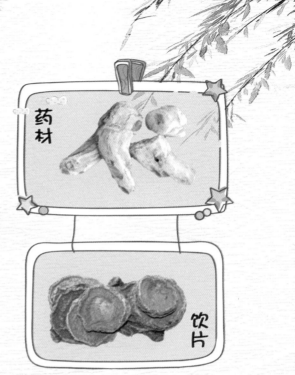

药材

饮片

【歌诀】

大黄苦寒，泄热破积，蠲痰润燥，疏通便闭。

【谚语】

大黄救人无功，人参杀人无过。

【谜语】

推陈致新，药中将军。

（打一中药名）

甘草

一天，正在外出给乡民治病的郎中家里来了很多看病的人。郎中的妻子一看这么多人在家里等她丈夫，非常着急。她忽然想起灶前烧火的地方有一大堆草棍子，拿起一根咬上一口，觉得还有点甜，就把这些小棍子切成小片包好，发给那些来看病的人，那些病人拿了药走了。过了几天，好几个人来答谢郎中，说吃了他的药，病就好了。郎中问妻子给的是什么药，妻子拿来一根烧火的干草棍子说："我给他们的就是这种干草。"从那时起，郎中就把"干草"当作中药使用，并正式把"干草"定名为"甘草"。从此，甘草一直沿用下来。

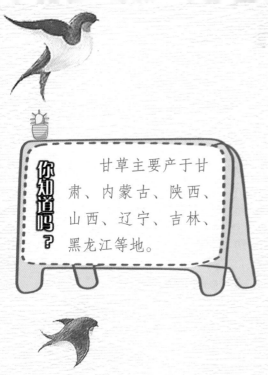

甘草主要产于甘肃、内蒙古、陕西、山西、辽宁、吉林、黑龙江等地。

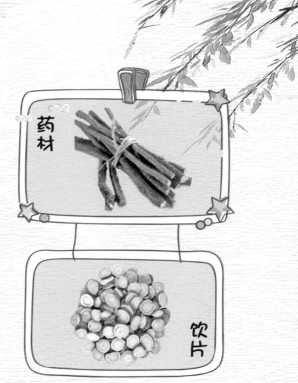

药材

饮片

【歌诀】

甘草甘温，调和诸药，炙则温中，生则泻火。

【谚语】

甘草外号叫国老，解毒和药本领高。

【谜语】

巧妇做菜不用油。

（打一中药名）

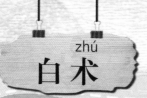

白术 ^{zhú}

传说汉武帝巡视东方，遇见一位老者在道边田里做农活，老者看上去头发乌黑，身体强壮。汉武帝好奇地询问老者多大年龄了，老者回答说："我八十五岁时，就已经发白齿落，后来有一个道士教我不吃粮食，只吃白术喝水。没有多少日子我就返老还童，长出乌黑的头发，生出了新的牙齿，一天能走三百里路。如今我已经一百八十岁，还是这样精神。"汉武帝听了以后很高兴，感谢老者传授了长生秘方，就赐给了他很多东西。

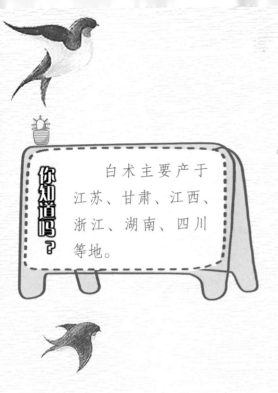

你知道吗？

白术主要产于江苏、甘肃、江西、浙江、湖南、四川等地。

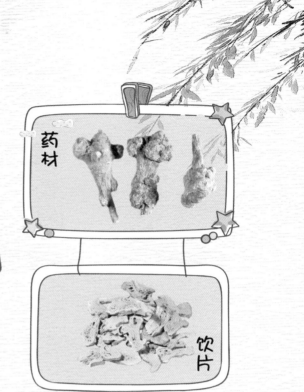

药材

饮片

【歌诀】

白术甘温，健脾强胃，止汗除湿，兼祛痰痞。

【谚语】

韭菜壮阳人皆知，白术通便人不晓。

【谜语】

讲演技巧。

（打一中药名）

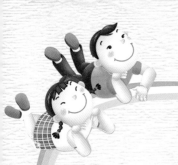
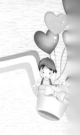

皇甫谧 fǔ mì

　　皇甫谧，字士安，是安定朝那人（现甘肃省平凉市灵台县人）。皇甫谧出生后即过继给他叔父为子，随叔父迁居新安。他到二十岁还不好好学习，终日无节制地游荡。他游玩回来，害怕婶婶说他，就把摘来的瓜果拿给他的婶婶。婶婶说："从前，孟轲的母亲迁居了三次，使孟子成为仁德的大儒；曾参的父亲杀猪使信守诺言的教育常存，难道是我没有选择好邻居，教育方法有所缺欠？否则你怎么会如此鲁莽愚蠢呢！修身立德，专心学习，是你自己有所得，我能得到什么呢！"听完这段话后，皇甫谧涕泪纵横、悔恨交加，并由此激发了他的志气，于是勤读不倦，在参加劳动

时，总是带着经书去，以便在休息的时候可以
阅读。通过不断的努力，皇甫谧终于写出了一
部针灸学的巨著——《黄帝三部针灸甲乙经》，
也称《针灸甲乙经》。

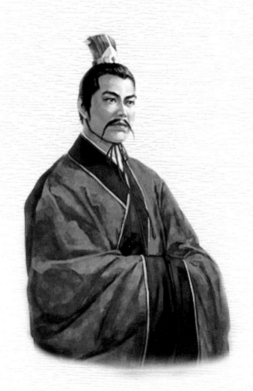

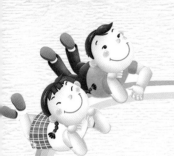
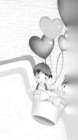

针灸铜人

北宋仁宗天圣年间（1023年），朝廷命翰林医官王惟一考订针灸经络，王惟一经过大量的研究著成《铜人腧穴针灸图经》三卷，作为法定教本在全国颁布。为了便于该书的长久保存，王惟一又设计并主持铸造了两件针灸用的铜人，于1027年铸成，当时正值宋天圣五年，故又称"宋天圣针灸铜人"。据记载，这两座铜人是直立的男人，铜人与真人大小相似，胸腹腔中空，内有木雕的五脏六腑和骨骼，铜人表面铸有经络走向及穴位位置，穴位钻孔，全身按十四经系统凿孔，每个小孔表示一个穴位，小孔边上注有穴位的名称。铜人共三百五十四个穴位，分布情况一目了然。针灸铜人被广泛应用于针灸学的教学和考核。

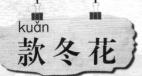

款冬花
kuǎn

很久以前，有父女俩，女儿叫冬花。一年父亲咳嗽（sōu）很厉害，冬花决定到南方的药王山为父求医，她来到药王山，药王庙的老道长让她用葶苈子（tíng lì）祛痰（qū tán）治疗咳嗽。冬花回家后，立即跑到山坡上去寻找，回家给父亲煎服，还真管用。第二日一大早，冬花又去采药，不料她在采药时突然吐了一口鲜血，鲜血染红了这远近的土地。后来她父亲病治好了，冬花却死了。第二年，凡是洒过冬花血迹的地方，都长出了荷叶状的小草来。人们发现这种花对咳喘病有神奇的疗效，大家怀念冬花，就把这种花也命名为冬花。后来这个地方取名款贡（gòng）城，于是把它也改称"款冬花"。

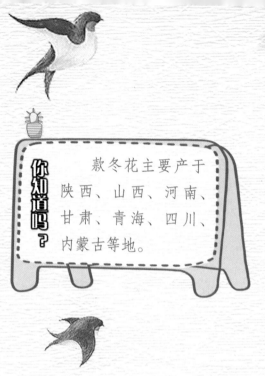

款冬花主要产于陕西、山西、河南、甘肃、青海、四川、内蒙古等地。

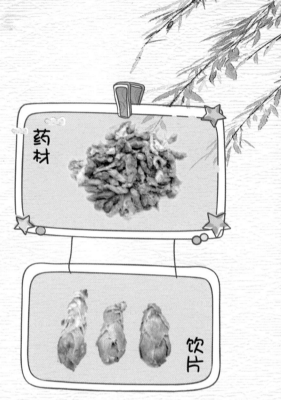

药材

片饮

【歌诀】

款冬辛温，理肺消痰，肺痈喘咳，服之可痊。

【谚语】

知母贝母款冬花，专治咳嗽一把抓。

【谜语】

第四季度经费。

（打一中药名）

牡丹皮 mǔ

从前，有一位织绸好手名叫刘春。有一年，府台老爷的女儿要办嫁妆 jià zhuāng，让刘春织牡丹花被面。但刘春从来没有见过这花，不知怎样去织。一天半夜，她突然口吐鲜血，扑倒在织布机上。这时，一位美丽的姑娘飘然而至，将一瓶药液倒入刘春的口中，刘春醒了。姑娘说："我是牡丹仙子。"说完，她向窗外一指，院子里出现一朵朵牡丹花。刘春立刻织起花来，牡丹花织出来了，她赶紧送往州府。刚进府门，被面上的牡丹花全部凋谢了 diāo。府台老爷气得派人去捉刘春，但刘春早已与牡丹仙子离去，只留下了那个药瓶。药瓶内有半瓶根皮样的药材，后来人们才认出那根皮就是牡丹皮。

牡丹皮主要产于安徽、四川、甘肃、陕西、湖北、湖南、山东、贵州等地。

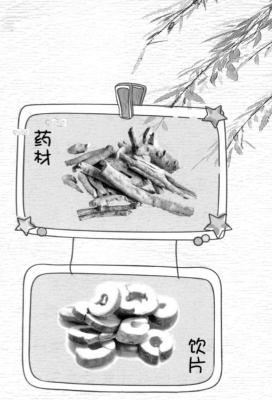

药材

饮片

【歌诀】

　　丹皮苦辛，破血通经，善清血热，无汗骨蒸。

【谚语】

　　滋阴必要用黄柏，知母丹皮紧跟着。

【谜语】

　　人面桃花相映红。

（打一中药名）

升麻

　　从前，有一户人家，女儿青梅帮助别人家洗点衣服补贴家用。青梅娘得了病，没几天竟卧床不起。青梅请郎中诊治都没见好转，于是贴出了治病招亲的告示。晚上，青梅梦见了一位老神仙对她说："青梅呀，你救母的一片孝心感动了玉帝，派我告诉你一句话：'竹马到来日，洞房花烛时！'"青梅醒来后百思不解其意。有一个穷苦的青年，以采药为生，他看到了青梅家治病招亲的告示，就将挖来的"竹马"给青梅家送去。青梅娘喝了用"竹马"熬(áo)的药后，病渐渐地好了起来。青梅和那位青年成了亲，过着幸福生活。一传十，十传百，天长日久，"竹马"被传成了"升麻"。

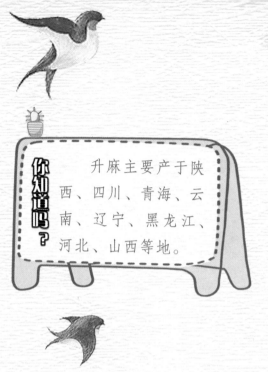

升麻主要产于陕西、四川、青海、云南、辽宁、黑龙江、河北、山西等地。

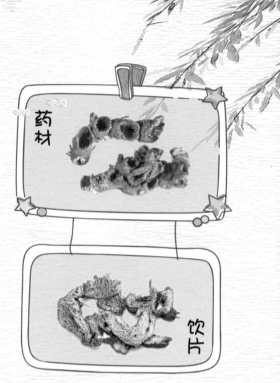

药材

饮片

【歌诀】

升麻性寒，清胃解毒，升提下陷，牙痛可逐。

【谚语】

棒打苍术，火燎升麻。

【谜语】

芝麻开花节节高。

（打一中药名）

60

木香

　　从前，在一个叫青松寨的寨子里，有一个大户人家叫青胜蓝，他有两个女儿叫青木木和青香香，村里的人们都管她们叫"木姐"和"香妹"。"木姐"和"香妹"从小跟随父亲学习医术。长大后成了远近闻名的医生，大家都慕名而来，看病的人络绎不绝。由于操劳过度，姐妹俩也得病了，但是吃什么药作用都不大。有一天姐妹俩到山上去散心，看见了一种散发着清香的植物，她们闻了后感觉全身轻松了很多，于是就把这种植物的根挖出来，拿回家煎水喝下，病不久就好了。

　　以后姐妹俩就把这种药用于病人身上，治好不少病人。为了纪念两个姐妹，人们就把这种药叫作"木香"。

　　木香主要产于云南、四川、甘肃等地。

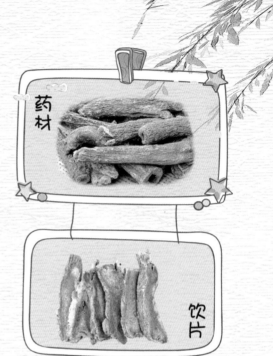

药材

饮片

【歌诀】

　　木香微温，散滞和胃，行气止痛，疏利三焦。

【谚语】

　　青木香，治胃病，喉头只有万年青。

【谜语】

　　樟木家具防虫蛀。

（打一中药名）

麝香 (shè)

　　在很久以前，有一对父子居住在深山里，以打猎为生。一天，父子俩在深山老林打猎，儿子为追捕一只野雉(zhì)，不慎(shèn)掉下山涧(jiàn)。父亲飞奔至山涧，见儿子倒在地上不能动弹。父亲欲背起儿子，却见儿子正贪婪(tān lán)地吸着一股奇特的香气，伤痛好像正被逐渐驱(qū)散。父亲顺着香气寻觅，见不远处有一块不毛之地，香气正是从这里发出来的。父亲扒开泥土发现一个鸡蛋大小，长着细毛的香囊(náng)。父亲小心翼翼(yì)地将其取出，装入儿子的衣袋带回家中。不久儿子的伤不治而愈。后来，每遇到穷人跌(diē)打损(sǔn)伤，父亲就用香囊为其治疗。其实父亲得到的香囊，是一种叫麝的雄性动物，腹部装着分泌物的囊袋，人们把这种香袋叫作"麝香"。

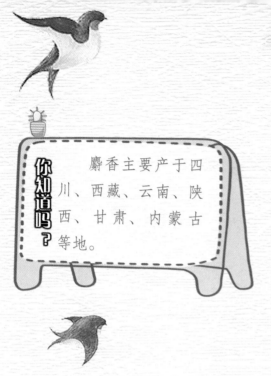

你知道吗？

麝香主要产于四川、西藏、云南、陕西、甘肃、内蒙古等地。

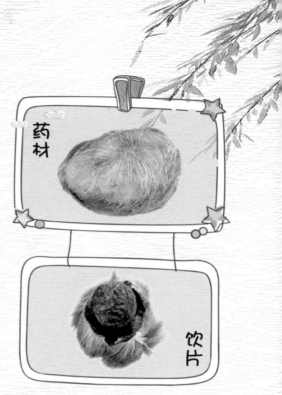

药材

饮片

【歌诀】

麝香辛温，善通关窍，辟秽安惊，解毒甚妙。

【谚语】

麝香的味——包不住。

【谜语】

通窍奇香，孕妇克星。

（打一中药名）

鹿茸 (róng)

　　很久以前，关东的大地上没有一条大江大河，生活在这里的动物饱受干旱的折磨。王母娘娘知道后，就派了七仙女降临凡间，凿(záo)开了长白山天池，放出了一片清清的碧波，形成一条瀑(pù)布，流成了两道白河，救活了鸟兽们。

可不料凿天池的任务过重，完工时，七仙女都累倒了，正在这时，从森林里跑出来了一只梅花鹿，来到仙女面前，泪眼婆娑(suō)。猛然间见它一头向石坨(tuó)子撞去，撞断了角，口含茸血给仙女饮用。七仙女得到了鹿茸的滋补，转眼间就变得精神焕(huàn)发，终于能及时回到天庭。

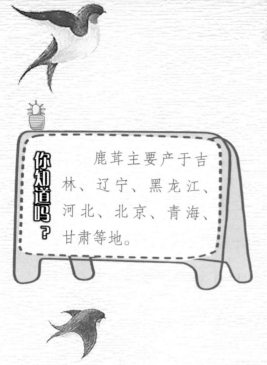

你知道吗？

鹿茸主要产于吉林、辽宁、黑龙江、河北、北京、青海、甘肃等地。

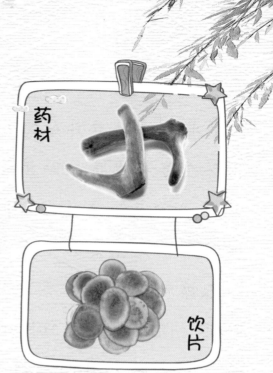

药材

饮片

【歌诀】

鹿茸甘温，壮阳益精，止遗强骨，崩带堪任。

【谚语】

鹿茸本是雄鹿茸，柱状分枝被茸毛，

茸毛红棕或青灰，锯口表面呈蜂窝。

【谜语】

道旁种草毛茸茸。

（打一中药名）

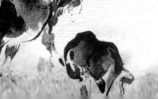

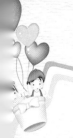
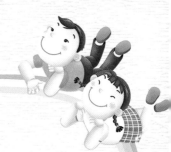

经书里的医药故事

古时候，有一个书生与妈妈在月牙泉（今甘肃省敦煌市郊鸣沙山下）边相依为命，由于家境贫寒，他们经常采摘一些野果来充饥。一天，妈妈采来野果充当午饭，她怕儿子吃不饱就没有吃。可是不久，书生就开始上吐下泻，肚子疼得在床上打滚，不一会就昏昏沉沉地睡着了。妈妈着急中，看见一位白胡子老人出现，老人轻轻一笑说："我给你几颗大蒜^{suàn}，你把它烧成灰，去要一点酒，用酒将大蒜灰送服就可以了。"说完后，老人就离开了。妈妈将信将疑地按照老人的话将大蒜灰给儿子服下，很快书生就不再吐泻了，第二天就痊愈了。从此以后，每当村上有人出现上吐下泻的毛病，都会用这个方法，效果很好。这个验方也就被记载^{zǎi}在经书里，藏^{cáng}在了敦煌的藏经窟^{kū}中。

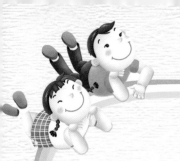
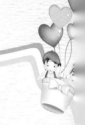

敦煌莫高窟

　　敦煌莫高窟是甘肃省敦煌市境内的莫高窟、西千佛洞的总称，是我国著名的四大石窟之一，也是世界上现存规模最宏(hóng)大、保存最完好的佛教艺术宝库。根据莫高窟的碑(bēi)文记载，公元366年，有位叫乐(lè)尊的僧(sēng)人云游到鸣沙山东麓(lù)脚下，此时，太阳西下，夕阳照射在对面的三危山上，他忽然间看见山顶上金光万道，仿佛有千万尊佛在金光中闪烁(shuò)，又好像香音神在金光中飘舞，一心修行的乐尊被这奇妙的佛光影景象感动了，认为这是佛光显现，此地是佛祖的圣地。于是乐尊顶礼膜拜(mó bài)，决心在这里拜佛修行，便请来工匠(jiàng)，在悬崖峭壁上开凿了第一个洞窟，后来禅^{chán}师又继续在此建洞修禅，称为"漠高窟"，意为"沙漠的高处"。后世因"漠"与"莫"通用，便改称为"莫高窟"。

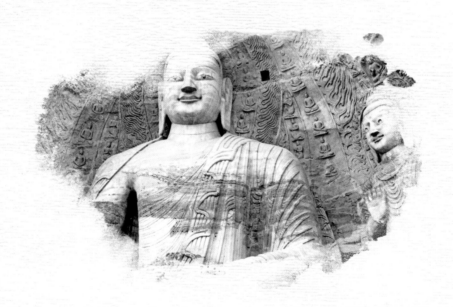

半夏

　　宋朝，有位判官杨立之得了喉痈，一次太医杨吉老来办事，他赶快把太医请了过来。杨吉老仔细诊察了后对他说："你吃生姜片吧。"说罢就走了。于是杨立之开始吃生姜，等到吃到一斤生姜的时候，脓血就完全消失了，喉痈好了。第二天，杨立之亲自去拜谢杨吉老，并问他是如何治好自己的病的。杨吉老说："你在南方做官，很爱吃鹧鸪，鹧鸪爱吃生半夏，而生半夏有较小的毒性，吃久了就容易引起生半夏中毒。生姜能解生半夏的毒性，所以仅用生姜就把你的病治好了。"

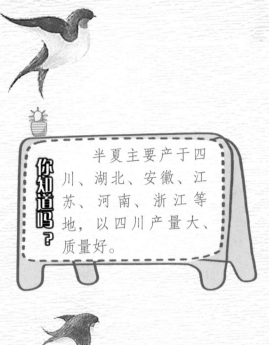

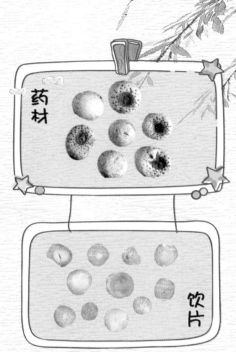

药材

饮片

【歌诀】

　　半夏味辛，化痰燥湿，痰厥头疼，嗽呕堪用。

【谚语】

　　忍冬解毒脉络通，半夏止呕痰湿穷。

【谜语】

　　五月中旬。

（打一中药名）

防风

一次，佛印邀请苏东坡游庙会。他们游到鼓楼前，看到上面的旧鼓，佛印就想出一个上联要苏东坡来对。他说："鼓架架鼓，陈皮不能敲半下（夏）！"旧鼓上的两面皮子自然是陈皮了，半下是半夏的谐音，陈皮、半夏是两味中药名。苏东坡想了许久，想不出合适的对句。这时随哥哥同来的苏小妹看到东坡的窘状，便牵了牵东坡的袖子，又指了指庙廊下的一个白纸糊的灯笼。东坡会意，便吟道："灯笼笼灯，白纸原来只防风。"白纸（芷）、防风也为两味中药名。

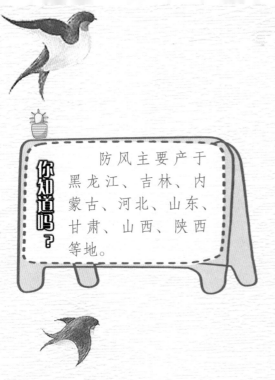

你知道吗？

防风主要产于黑龙江、吉林、内蒙古、河北、山东、甘肃、山西、陕西等地。

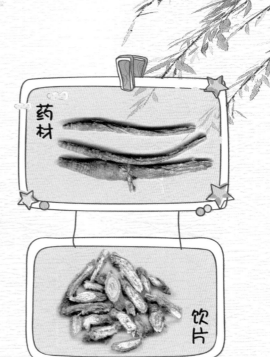

药材

饮片

【歌诀】

防风甘温，能除头晕，骨节痹痛，诸风口噤。

【谚语】

春采防风秋采蒿。

【谜语】

寒冬腊月纸糊窗。

（打一中药名）

73

杏仁

　　杏，自古以来，就与医药结下了不解之缘。相传在三国时代，东吴名医董奉（dǒngfèng）简居庐山，为人治病，从不索（suǒ）取金钱报酬（chóu）。施（shī）恩（ēn）者不图报，而受惠（huì）者却不忘恩，病人病愈之后，就在他家的周围栽上杏树。小病愈者栽一棵，大病愈者栽五棵，几年之后，竟栽得杏树十万余棵，蔚（wèi）然成林。直到现在，"庐山杏林"仍在医界传为佳话，而且"杏林"已成为中医界的雅称。

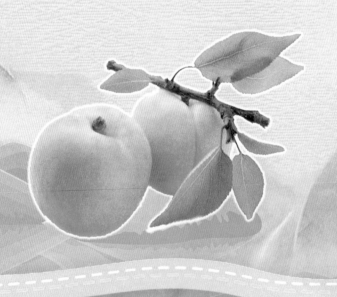

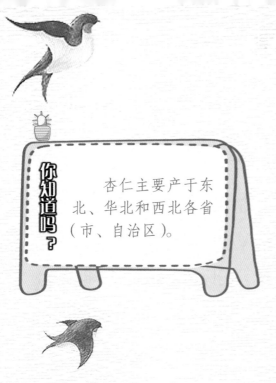

杏仁主要产于东北、华北和西北各省（市、自治区）。

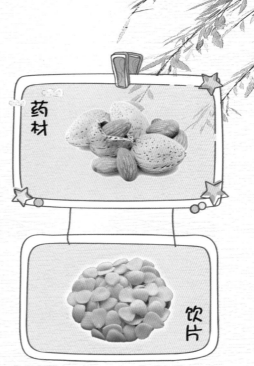

药材

饮片

【歌诀】

杏仁温苦，风寒喘嗽，大肠气闭，便难切要。

【谚语】

一个乌梅二个枣，七枚杏仁一处捣，

男酒女醋齐送下，不害心痛直到老。

【谜语】

用人不疑。

（打一中药名）

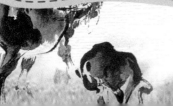

蒲公英 (pú)

　　从前，一个老员外有一位小姐不幸患了乳疮(chuāng)，乳房又红又肿，她怕难为情，不敢说，时间一长，病情更严重了。小姐越想越伤心，便来到河边跳了下去。正巧有对渔家父女在附近捕鱼，渔主姓蒲，女儿叫公英，姑娘见有人跳河，便把小姐救到船上，并替小姐换衣服。

　　换衣时，姑娘发现小姐生了乳疮，便从附近山上挖来了有锯齿长着白绒绒(róng)球似的野草熬成药汤，让小姐服。几天后，小姐的乳疮居然消失了。为了纪念这一对渔家父女，老员外便给这种药草起名为"蒲公英"。

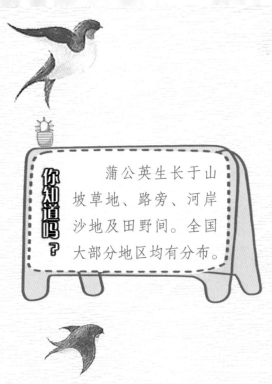

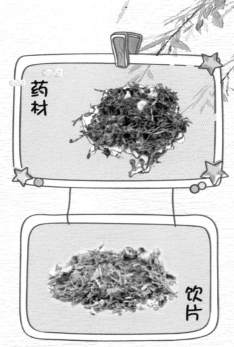

你知道吗？　蒲公英生长于山坡草地、路旁、河岸沙地及田野间。全国大部分地区均有分布。

药材

饮片

【歌诀】

蒲公英苦，溃坚消肿，结核能除，食毒堪用。

【谚语】

大风无理狂吹，追你东逃西奔。

你则将计就计，繁衍后代子孙。

【谜语】

小小绒毛轻又轻，随风飞舞像伞兵，

飞到东来飞到西，到处安家把根生。

（打一中药名）

小茴香 (huí)

　　清朝末年，俄国富商米哈伊洛夫 (é) 乘船游览杭州西湖，正当他尽情欣赏秀丽风光之时，突然疝气发作 (shàn)，痛得他大喊大叫。这时，随行的俄罗斯医生束手无策，幸好船夫向他推荐了一位老中医。老中医用中药小茴香一两，研成粗末，让米哈伊洛夫用二两浙江绍兴黄酒送服，大约过了二十分钟，他的疝痛奇迹般地减轻，并很快消失。得知自己的疼痛是被小茴香治好，米哈伊洛夫大呼神奇，此事一时也被传为佳话。

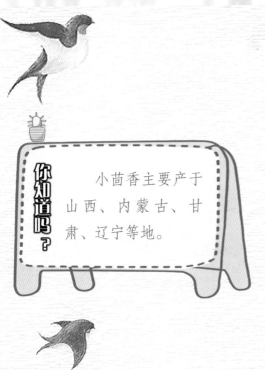

你知道吗？

小茴香主要产于山西、内蒙古、甘肃、辽宁等地。

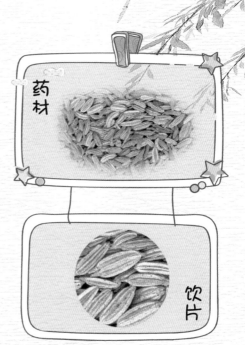

药材

饮片

【歌诀】

　　小茴性温，能除疝气，腹痛腰疼，调中暖胃。

【谚语】

　　一斤生姜半斤枣，二两白盐三两草（甘草），

　　丁香沉香各半两，八两茴香一处捣，

　　蒸也好，煮也好，调合此药胜似宝，

　　每天清晨饮一杯，一世容颜长不老。

【谜语】

　　娃娃回老家。

（打一中药名）

百合

　　东海上有一伙海盗，经常到海边打劫渔民。这天，海盗又跑上岸来抢了一个渔村，他们把财物粮食搬上贼船，又把妇女儿童劫走，然后驶向大海中一座孤岛。

　　有一天，海盗船又驶离海岛去抢劫了，他们知道这些妇女和孩子没有办法逃出孤岛，所以连看守的人都没留下一个。

　　第二天，狂风大作，雨如瓢泼，恶浪有几丈高。被抢来的妇女跑到海边，纷纷祈求龙王，盼望风暴把贼船掀翻。说也巧，那伙强盗真没躲过去，全掉进大海喂鱼了。几天过去，不见海盗踪影，妇女和孩子十分高兴。可是，又过了一些日子，等他们把岛上的粮食吃完后，又犯起愁来，四周是望不到边的大海，到哪儿去找吃的呢？人们饿得头昏眼花，就在岛上到处找吃食，什么鸟蛋啊，野果啊，被潮水冲上岸的死鱼啊，总之，能进嘴的就吃。有位妇女挖来一根圆圆的像"大蒜头"一样的野菜根子，煮熟一尝，挺香，还有点甜，大伙纷纷挖起这种野菜根子来吃了。一连吃了好几天，他们发现这种东西不但像米饭一样解饿，就连原来几个身体瘦弱、痨伤咳血的病人，吃了这种东西也都恢复健康了。

第二年，有一条采药船偶然来到孤岛，岛上的人欢天喜地，殷切接待采药人，采药人问明了这些妇女儿童遇难的经过，很是奇怪，问："这荒岛上根本不长粮食，你们怎么吃得又白又胖啊？"妇女们就把挖来的"大蒜头"拿给采药人看，采药人掐了一点尝尝，很甜，猜想它可能具有药性。后来，采药人找来大船把妇女和儿童接回陆地，并且带回许多"大蒜头"。经过栽种、试验，果然发现这东西有润肺止咳、清心安神的作用，就把它当药用了。可是这药还没有名字啊，采药人掐指一算，在岛上遇难的妇女和孩子，合起来一共百人，就把这药叫作"百合"了。

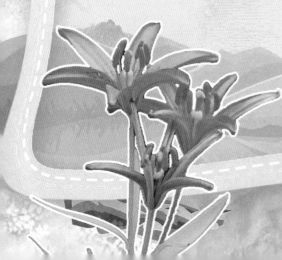

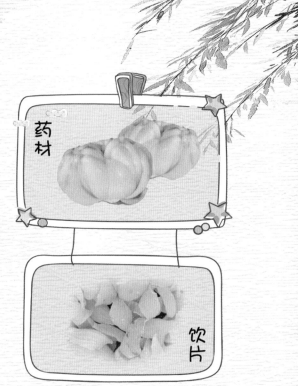

药材

饮片

【歌诀】

　　百合甘寒，清心润肺，止嗽除烦，失眠可啖。

【谚语】

　　永日向人妍，百合忘忧草。

【谜语】

　　万事如意。

（打一中药名）